ÉTUDE

SUR

LA PREMIÈRE DENTITION

ÉTUDE

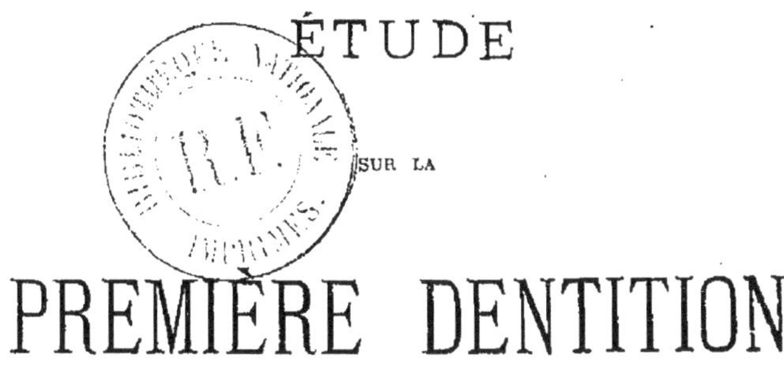

SUR LA

PREMIÈRE DENTITION

PAR

Le Dr MICHALSKI

ANCIEN INTERNE DES HÔPITAUX CIVIL ET MILITAIRE,
LAURÉAT (BIS) DE L'ÉCOLE DE MÉDECINE DE LIMOGES,

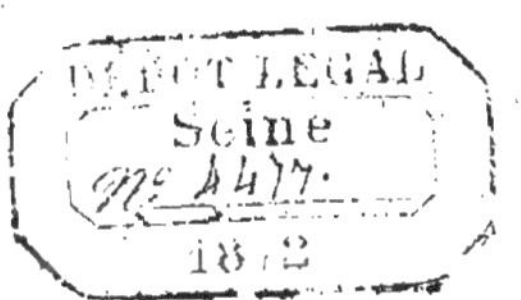

PARIS

ADRIEN DELAHAYE, LIBRAIRE-ÉDITEUR

PLACE DE L'ÉCOLE-DE-MÉDECINE

—

1872

ÉTUDE

SUR

LA PREMIÈRE DENTITION

L'enfant qui naît n'a point de dents; aussi bien, ces organes destinés à une fonction spéciale, la mastication, seraient tout à fait inutiles à l'enfant alors qu'il ne saurait prendre d'autre aliment que le lait maternel, la seule nourriture qui lui convienne pendant la première période de sa vie. Inutiles à l'enfant, les dents n'exposeraient-elles pas d'ailleurs à un continuel danger le sein de la mère qu'elles pourraient blesser.

Le lait de sa nourrice doit suffire à l'enfant pendant un certain temps, mais ce temps est limité et bientôt arrivera le moment où le petit être aura besoin d'une alimentation plus substantielle et plus en rapport avec les progrès de son développement. A ce nouveau besoin correspond une phase nouvelle dans le développement physique de l'enfant?

Celui-ci, qui jusqu'à présent a vécu d'un aliment liquide, pour la préhension duquel la succion lui suffisait, devra désormais se nourrir d'aliments d'une consistance plus solide qu'il faudra broyer et mâcher avant de les introduire dans le tube digestif. De nouveaux organes deviennent nécessaires, et ces organes ce sont les dents. Celles-ci vont sortir des alvéoles où elles étaient jusqu'alors contenues. La dentition est donc « un phénomène d'accroissement normal qui concourt à fonder l'indépendance individuelle de l'être nouveau » (1). C'est cette période du développement de l'enfant que nous nous proposons d'étudier ici.

Avant d'entrer dans l'étude de notre sujet, il est nécessaire d'en définir l'objet. Que comprend l'étude de la dentition? Pour quelques auteurs, le travail de la dentition consiste dans l'issue des dents hors de leurs alvéoles, et leur apparition sur le bord libre des mâchoires. Cette définition ne peut nous satisfaire ; en effet, la sortie des dents ne constitue qu'une partie de l'évolution dentaire et nous l'étudierons sous le nom plus spécial d'éruption dentaire. Le travail de la dentition comprend évidemment la formation des dents d'abord, puis leur éruption qui s'accompagne de phénomènes, tantôt physiologiques et normaux, tantôt pathologiques et accidentels. L'étude de la dentition doit donc avoir pour objet la genèse des dents, le travail de l'éruption et les phénomènes qui l'accompagnent normalement ou qui peuvent la compliquer accidentellement.

Chacun sait que la dentition comprend deux périodes : les premières dents sont destinées à tomber au bout d'un certain temps; on les appelle, pour cela, dents temporaires, dents caduques ou encore dents de lait. Ce sont les dents de la première dentition. Elles doivent être remplacées plus tard par les dents dites permanentes : ce sont les dents de la seconde dentition.

(1) Michel Lévy. Traité d'hygiène, t. I, p. 82.

Nous ne parlerons ici que de la première dentition, et s'il était nécessaire de justifier le choix que nous avons fait de ce sujet, il nous suffirait de dire que s'il est une époque à laquelle l'enfant mérite d'arrêter plus particulièrement l'attention du médecin, c'est certainement l'époque de la première dentition ; et cela, non-seulement à cause des accidents qui surviennent alors, mais aussi à cause des questions qui se rattachent à cette période de la vie de l'enfant. Nous voulons dire surtout la question du sevrage, la plus importante de toutes et dont nous aurons à nous occuper. A ce titre, l'étude de la première dentition nous a paru présenter un grand intérêt; elle domine et éclaire l'hygiène de la première enfance, ainsi que nous nous appliquerons à le démontrer.

Nous avons dit que le travail de la dentition est un phénomène d'accroissement normal. Le plus souvent, en effet, il s'effectue sans perdre le caractère d'un fait physiologique, c'est-à-dire qu'il s'accomplit suivant certaines règles connues et bien déterminées à l'avance. Mais cette régularité physiologique ne s'observe pas toujours, et la dentition peut présenter quelques anomalies dans son mode d'évolution ; d'autres fois elle peut être rendue plus difficile et plus laborieuse par des conditions que nous aurons à examiner. Enfin, il arrive souvent que l'apparition des dents s'accompagne de phénomènes morbides assez sérieux pour constituer de véritables complications. Les quelques considérations dans lesquelles nous venons d'entrer nous conduisent naturellement à la division de notre sujet.

Après avoir consacré un premier chapitre à l'odontogénie, pour nous renseigner sur le mode de formation et de développement des dents, nous étudierons, dans un second les phénomènes de la dentition normale.

Dans un troisième chapitre, nous aurons quelque chose à dire de la dentition anormale ou irrégulière.

Le dentition difficile ou laborieuse fera l'objet du quatrième chapitre.

Dans le cinquième, nous traiterons aussi complétement que possible des accidents qui peuvent compliquer la première dentition.

Enfin nous terminerons cette étude par un sixième chapitre dans lequel nous nous occuperons de l'hygiène de la première dentition.

CHAPITRE Ier

DU MODE DE FORMATION ET DE DÉVELOPPEMENT DES DENTS.

Toutes les dents, quelle que soit d'ailleurs leur forme, sont toujours constituées de la même manière. On distingue dans chaque dent deux portions : l'une qui fait saillie au-dessus du bord libre des mâchoires, et qu'on appelle la *couronne;* l'autre contenue dans la cavité alvéolaire et qu'on appelle la *racine.* Ces deux portions sont séparées par une partie rétrécie, qu'on appelle le *collet* de la dent et qui est recouverte par la gencive. La racine et une partie de la couronne sont creusées d'une cavité qui s'ouvre au sommet de chaque racine pour donner passage aux nerfs et aux vaisseaux de l'organe; cette cavité contient une substance molle qu'on appelle la *pulpe dentaire.*

La couronne et la racine de la dent ne sont pas constituées par les mêmes éléments. La couronne est constituée par une couche interne qu'on a crue longtemps analogue au tissu osseux, mais qui a des caractères histologiques différents. On lui a donné le nom de *dentine* ou d'*ivoire.* Cet ivoire est recouvert par une couche plus externe, constituée par un tissu particulier qui a reçu le nom d'*émail* et qui s'arrête au niveau du collet de la dent. La racine est aussi constituée par deux couches : la plus interne est formée de dentine, qui se continue sans interruption avec celle de la couronne ; la couche la plus externe est constituée par un tissu dont les éléments ne diffèrent pas de ceux des os et qu'on appelle le *cément*. Telle est la constitution d'une dent complétement formée. Mais son développement s'est fait progressivement ; ce sont les phases de ce développement que comprend l'étude de l'odontogénie que nous allons maintenant aborder.

Ainsi que nous l'avons dit en commençant, l'enfant qui naît n'a point de dents, mais il en a les germes. Ceux-ci se sont formés pendant la vie intra-utérine.

Le germe de la dent a reçu le nom de *follicule dentaire*. Ce follicule est lui-même constitué par différents éléments qui n'apparaissent pas en même temps. Complétement formé, le follicule dentaire se compose d'une petite masse d'une substance particulière qui a reçu le nom de *bulbe dentaire*. Le bulbe est enfermé dans une sorte d'enveloppe formée d'éléments histologiques particuliers ; cette enveloppe a reçu le nom de *paroi folliculaire*. Entre le bulbe et la paroi folliculaire existe l'organe de l'émail.

Après le développement complet du follicule viennent les autres phases de la genèse dentaire. L'ivoire se forme et se développe pour former la couronne d'abord, puis les racines de la dent. L'émail apparaît ensuite à la surface de l'ivoire, et enfin le cément sur la portion radiculaire de la dent.

D'après M. le professeur Broca, le développement des dents comprend quatre périodes (1) :

Dans la première période, qu'il appelle *embryoplastique*, il n'y a encore que le follicule dentaire avec sa paroi, le bulbe et l'organe de l'émail. Dans cette période,

(1) Broca. Traité des tumeurs, t. II, p. 279 ; 1869.

les tissus odontogéniques ne diffèrent pas d'une manière absolue des autres organes embryonnaires, et ils peuvent être considérés comme n'étant que des variétés des éléments fibro-plastiques ou embryoplastiques ordinaires, bien qu'à la vérité ils possèdent déjà des caractères qui permettent de les reconnaître aisément sous le microscope.

La seconde période, dite *odontoplastique*, est caractérisée par la naissance de deux éléments spéciaux qui précèdent et amènent la formation des tissus définitifs de la dent. C'est alors que l'on voit apparaître les cellules dentaires et les cellules de l'émail.

La troisième période, ou *période coronaire*, est caractérisée par la formation de la couronne. Elle commence avec la dentification, qui s'effectue dans l'épaisseur de la couche corticale du bulbe.

La dernière période, ou *radiculaire*, est caractérisée par la formation des racines et la naissance du cément.

Telles sont les différentes phases de la genèse dentaire. Après les avoir énumérées, nous allons en aborder l'étude plus détaillée, et nous ne saurions mieux faire que de présenter ici un résumé aussi court mais aussi complet que possible des admirables travaux de MM. Ch. Robin et Magitot sur le développement des tissus et des follicules dentaires (1).

Genèse du follicule dentaire.

Et d'abord où, comment et à quelle époque apparaît le follicule dentaire?

Longtemps la théorie émise par le professeur anglais

(1) Ch. Robin et Magitot. Journal de physiologie, 1860-1861.

Goodsir (1) fut acceptée dans la science. D'après cet auteur, ce serait « aux dépens de la muqueuse buccale que se forment les follicules dentaires. Vers le milieu du dixième mois de la vie fœtale on voit apparaître sur le bord alvéolaire des deux mâchoires un sillon au fond duquel se développent successivement vingt petits renflements sphéroïdes, appelés papilles dentaires, et destinés à la formation des dents de lait. »

MM. Ch. Robin et Magitot ont émis une théorie nouvelle de l'odontogénie, tout à fait en opposition avec celle de Goodsir. D'après ces auteurs, en effet, l'évolution du follicule dentaire s'effectue sans participation de la muqueuse buccale. Cette théorie, qui s'appuie sur de savantes observations histologiques, est celle qui est généralement admise aujourd'hui.

Le bulbe, ou papille dentaire, apparaît au fond de la gouttière dentaire au soixante-cinquième jour qui suit la conception, au sein du tissu gingival qui remplit cette gouttière.

Qu'est-ce que la gouttière dentaire dont il vient d'être question ? C'est ce qu'il importe de savoir, et c'est l'étude du développement des maxillaires qui nous renseignera à ce sujet. Lors de l'apparition des premiers follicules dentaires, l'ossification du cartilage par lequel commencent les mâchoires est déjà fort avancée dans toute l'étendue de leur portion dentaire, la seule qui doit nous occuper ici. L'accroissement des maxillaires se fait par le mode d'ossification dit par envahissement. Il importe d'examiner séparément la disposition du maxillaire inférieur et celle du maxillaire supérieur.

(1) Edinburgh medical and surgical Journal, 1838, n° 158.

Maxillaire inférieur. — Toute la portion dentaire est ossifiée, mais elle est pourtant recouverte d'une mince couche cartilagineuse. Le bord inférieur des os est mince, régulier. Le bord supérieur est creusé en gouttière. Cette gouttière s'étend sans discontinuité du bord antérieur de la branche montante du maxillaire jusqu'à l'extrémité antérieure de l'autre branche. Les deux lames du maxillaire inférieur qui limitent la gouttière dentaire sont minces, flexibles, faciles à détacher. La face antérieure de chacune d'elles est bombée ; celle de la lame interne est renflée au niveau des molaires. Il résulte de ces dispositions que le corps du maxillaire est renflé et comme boursouflé. La profondeur de la gouttière est considérable ; les vaisseaux et les nerfs rampent dans un léger sillon qui se voit au fond de cette gouttière.

Formation des alvéoles. — La face interne des lames ou rebords du maxillaire qui limitent les côtés de la gouttière, s'épaissit d'espace en espace lors de la genèse des follicules et sous forme de petites saillies verticales placées en face l'une de l'autre, de chaque côté. Bientôt ces épaississements se rejoignent et forment des cloisons complètes divisant alors la gouttière en petites loges ou alvéoles.

Maxillaire supérieur. — Dès le cinquantième jour de a vie intra-utérine, on voit se produire, sur le bord extérieur de l'os, une mince crête externe et une autre parallèle interne qui limitent une gouttière peu profonde d'abord et ayant plutôt l'aspect d'un sillon. Les lames externe et interne qui la limitent sont minces, fragiles ; leur bord libre est tranchant et un peu ondulé.

C'est dans ces gouttières que naîtront les follicules dentaires ; vers le commencement du quatrième mois après la conception, on voit se former ici, comme à la mâchoire inférieure, les rudiments des cloisons alvéolaires.

Contenu de la gouttière dentaire. — La gouttière dentaire est exactement remplie, dans toute son étendue, par un tissu mou, d'aspect gélatiniforme, plus ou moins rougeâtre. C'est dans ce tissu que naissent les bulbes et les follicules dentaires. Ce tissu diminue graduellement de quantité lorsque les follicules se développent.

Apparition des follicules dentaires dans les gouttières. — Les follicules qui naissent les premiers sont ceux de la mâchoire inférieure; puis, un peu après, ceux de la mâchoire supérieure. Il en résulte que, vers l'époque de l'éruption des dents, le développement dans les follicules inférieurs est toujours un peu plus avancé que dans ceux du maxillaire supérieur. C'est vers le soixantième jour, chez les fœtus humains, que se montre le premier follicule à la mâchoire inférieure et vers le soixante-cinquième, à la mâchoire supérieure.

Chez le fœtus humain, l'ordre dans lequel apparaissent les follicules est à peu près le même que celui de la sortie des dents correspondantes pour chacune des mâchoires considérées individuellement.

Le nombre des follicules se trouve complet vers le soixante-quinzième jour pour la mâchoire inférieure et le quatre-vingtième jour pour la mâchoire supérieure.

Toutes les parties du follicule dentaire ne naissent pas en même temps ; le bulle apparaît le premier ; puis la paroi folliculaire se forme et enfin l'organe de l'émail se montre. C'est par le mode dit de *genèse* que s'accomplit la naissance de ces différents éléments.

Le bulbe naît à peu près au milieu de l'épaisseur du tissu qui remplit la gouttière. Il apparaît sous forme d'une petite masse obscure arrondie ; son bord inférieur est nettement limité, tandis que le bord supérieur est diffus. Le bulbe est constitué par un tissu fondamental homogène fibrillaire qui se rapproche du tissu conjonctif embryonnaire.

Lorsque le bulbe a acquis un certain volume, on voit se dessiner autour de lui une bande grisâtre, foncée, qui, après avoir circonscrit la base du bulbe, s'élève au-dessus de lui et forme ainsi une sorte de sac ouvert par en haut : c'est la paroi folliculaire qui bientôt forme une cavité close par la réunion de son bord libre à lui-même. Le bulbe dentaire ou germe de l'ivoire, puis la paroi folliculaire, parties fondamentales du follicule, sont ainsi les premiers qui apparaissent.

Puis, entre la face interne de la paroi folliculaire et la surface du bulbe, naît et se développe l'organe de l'émail. Il se présente sous l'apparence d'une masse claire et transparente sans continuité de substance avec la paroi ni avec le bulbe. A mesure que progresse le développement du follicule, la paroi finit par former une enveloppe offrant une résistance assez grande, complétement distincte des parties voisines, et ne renfermant encore que le bulbe et l'organe de l'émail. La base du follicule se rétrécit progressivement et s'allonge plus tard pour former la portion radiculaire de la dent, tandis que la partie du bulbe qui s'est montrée la première correspond à la couronne de la dent. Arrivent alors de nouvelles modifications qui portent sur le volume du follicule, sur sa forme et sur sa constitution intime.

Formation de la couronne et des racines. — Le volume du bulbe dentaire augmente rapidement et acquiert bientôt une forme qui varie pour chaque espèce de dent. Ainsi le bulbe des incisives se dispose en biseau ou mieux en coin. Pour les molaires, la base du bulbe s'élargit graduellement et se trouve bientôt surmontée d'une pointe mousse qui est la trace du mamelon primitif d'origine, et qui se trouve placé, non pas au centre du bulbe, mais sur un point plus ou moins rapproché de sa circonférence. A côté de cette saillie, naissent une ou deux autres saillies, suivant les dents. Ces mamelons se développent en longueur et en largeur et le bulbe, dans sa totalité, représente à son tour la forme de la couronne dentaire future. La portion coronnaire du bulbe cesse de s'accroître au moment de son enveloppement par la première couche d'ivoire. Alors le bulbe diminue de volume et change de forme à mesure que s'épaissit l'ivoire; il éprouve un allongement qui correspond au développement des racines, et se trouve peu à peu enfermé dans une cavité formée par les productions successives de l'ivoire, cavité que nous retrouvons chez l'adulte sous le nom de *cavité de la pulpe*.

Tel est le mode de formation et de développement du follicule dentaire chez l'homme.

Naissance et développement de l'ivoire. — Quel est maintenant le point du follicule où doivent apparaître les éléments constituants de la dent proprement dite?

C'est dans la couche la plus superficielle du bulbe que se produisent les premières cellules de l'ivoire.

C'est ce qui constitue le phénomène de la *dentification*. Cette apparition de la première couche d'ivoire répond à une époque qui varie entre le quatre-vingtième et le quatre-vingt-cinquième jour de la vie intra-utérine ; elle a lieu primitivement dans le sein du follicule de l'incisive médiane inférieure. L'apparition de l'ivoire ne se fait pas indifféremment ici ou là, et l'ordre qu'elle suit rappelle assez bien celui qui règle l'apparition même du follicule et l'éruption des dents de la première dentition. Il en résulte que l'ordre et la naissance, ainsi que les phases d'évolution des follicules, des parties qu'ils renferment et, par suite, de la dent elle-même, sont soumis à une même loi régulière et constante.

Le phénomène de dentification commence dans les cellules qui occupent le sommet du bulbe et s'étend graduellement aux cellules de la périphérie. On voit de la sorte s'agrandir peu à peu le chapeau de dentine qui recouvre une étendue progressivement croissante, depuis la partie coronaire du bulbe jusqu'à l'extrémité de la partie radiculaire. A ce moment la configuration extérieure de la dent est complétement déterminée.

L'ivoire est constitué par une substance fondamentale homogène parcourue par des canalicules dentaires, tous parallèles entre eux. Ces canalicules ont une paroi propre assez mince, distincte de la substance environnante ; ils se bifurquent et forment ainsi des canalicules secondaires.

Naissance et développement de l'émail.

L'émail commence à se montrer au sommet du chapeau de dentine alors que celui-ci mesure 1 millimètre de hauteur. L'émail naît par autogenèse. Le mode d'adhérence de la première couche d'émail avec la surface de l'ivoire se fait par contact moléculaire immédiat, sans interposition d'aucune substance.

L'émail est constitué par des fibres à quatre, cinq ou six pans, dits *prismes de l'émail*. Ces prismes sont soudés ensemble et forment des couches à fibres parallèles.

Naissance du cément.

Le cément, chez l'homme, se fait par un phénomène particulier d'ossification dont la paroi folliculaire elle-même fournit les matériaux. Il n'existe pas un germe du cément, comme chez certains animaux.

L'apparition du cément ne commence qu'à l'époque où la couronne est développée et où les racines prolongent la base de celle-ci. Cette époque correspond en même temps au début du phénomène de l'éruption, c'est-à-dire du travail qui s'effectue dans la gencive pour laisser passage à la couronne; de sorte que les racines ne se développent en réalité qu'au moment où la couronne a commencé à poindre au dehors, ou pendant qu'elle effectue son trajet à travers l'épaisseur de la gencive. Il résulte de là que la portion gingivale de la paroi folliculaire, après avoir été traversée par la couronne, arrive à rencontrer le collet de la dent, auquel elle adhère solidement pendant que le reste du sac adhère à toute la surface de la racine à mesure que celle-ci s'étend en longueur. C'est alors à la face profonde de cette membrane que s'effectue la production de la substance osseuse. La paroi du follicule dentaire devient le périoste alvéolo-dentaire qui revêt les racines. Le cément apparaît sans production d'un cartilage préexistant, par autogenèse, c'est-à-dire par génération directe ou de toutes pièces. Il naît au pourtour de la racine sous forme d'une mince couche légèrement jaunâtre, qui s'interpose entre l'ivoire et le périoste alvéolo-dentaire qu'elle repousse.

Nous savons déjà que le tissu du cément est constitué essentiellement par des éléments dont la structure est analogue à ceux des os.

Tel est le mode suivant lequel se forment et se développent les dents. A l'époque de la naissance de l'enfant elles sont encore contenues dans leurs alvéoles et sont inégalement développées.

Nous allons étudier maintenant les phénomènes de leur éruption et les manifestations physiologiques auxquelles ce travail donne lieu ; c'est là l'objet du chapitre qui suit.

CHAPITRE II.

DE LA DENTITION NORMALE.

La première dentition est constituée par l'éruption de vingt dents : ce sont huit incisives, quatre canines et huit molaires. La vingt et unième dent n'est plus une dent d'enfant, dit Trousseau, c'est une dent d'adulte.

Nous savons déjà que l'époque de l'éruption coïncide avec le moment où la couronne est complétement formée, tandis que les racines ne le sont pas encore. Mais comment s'effectue la sortie des vingt dents; quelles sont les lois qui régissent l'accomplissement de cet acte? C'est là ce que nous allons examiner maintenant.

Pendant longtemps on n'avait remarqué aucun ordre dans la sortie des dents, qui paraissait s'effectuer sans être assujettie à aucune règle fixe. Trousseau, le premier, fixa son attention sur la manière dont s'opère la sortie des dents. L'observation attentive des faits lui fit saisir certaines règles générales auxquelles l'éruption des dents est soumise, règles que, d'après lui, nous pouvons formuler ainsi qu'il suit :

1° La sortie des dents se fait non pas au hasard, mais suivant un certain ordre, toujours le même.

2° Les dents apparaissent par groupes ou par paires.

3° Le travail de l'éruption ne s'accomplit pas en un seul temps, il s'effectue par des éruptions successives. Trousseau compare ces éruptions dentaires à celles des maladies éruptives. Il semble, en effet, y avoir une période d'incubation que nous avons étudiée, et pendant laquelle les dents se forment sans donner lieu à aucun phénomène appréciable. Absolument comme dans une fièvre éruptive, l'éruption est précédée d'une période pendant laquelle on n'observe aucun phénomène morbide, bien que la maladie existe déjà; puis l'éruption elle-même se fait en masse pour chaque groupe.

4° L'éruption de chaque groupe est suivie d'un temps d'arrêt plus ou moins long, pendant lequel la nature semble se reposer.

5° Les dents de la mâchoire inférieure précèdent, dans leur apparition, celles de la mâchoire supérieure. Toute dérogation à cette règle faisait redouter à Trousseau une dentition orageuse.

Tous les auteurs admettent les éruptions successives par paires ou par groupes, mais tous ne sont pas d'accord sur le nombre de ces éruptions et sur l'espèce des dents que comprend chacune d'elles.

D'après Trousseau (1), la première dentition s'accomplit en cinq éruptions; ces éruptions successives sont ainsi constituées :

1° Incisives inférieures médianes........ 2
2° Incisives supérieures médianes d'abord, puis latérales..................... 4
3° Premières molaires et incisives latérales inférieures......................... 6
4° Dents canines....................... 4
5° Dernières molaires.................. 4

Bien que l'élève de Trousseau, Duclos n'admet pas la division du maître. D'après lui (2), il y aurait six

(1) Gazette des hôpitaux, 1848, p. 276.
(2) Gazette des hôpitaux, 1848, p. 380.

groupes ; c'est alors le troisième groupe de Trousseau qui, dédoublé, formerait le troisième groupe, comprenant les deux incisives latérales inférieures, et le quatrième groupe constitué par les quatre premières molaires, les autres groupes restant les mêmes. D'autres auteurs ne font que quatre groupes ; quelques-uns en admettent sept, huit et même plus.

Nous nous rangerons à l'opinion de Trousseau, et nous étudierons avec lui les cinq éruptions successives.

Premier groupe. — Ainsi que l'indique le tableau qui précède, ce sont les incisives inférieures médianes qui apparaissent les premières, quelquefois simultanément le même jour, d'autres fois à un intervalle plus ou moins long, mais qui, le plus ordinairement, ne dépasse pas huit jours. Quand les deux incisives médianes inférieures sont sorties, on observe un temps de repos pendant lequel l'enfant ne fait pas de dents. Ce temps d'arrêt dure environ six semaines.

Deuxième groupe. — Puis la seconde éruption se fait. Elle comprend quatre dents : les deux incisives supérieures médianes et deux incisives inférieures latérales. Le nombre des dents de ce groupe est plus considérable que pour le premier, aussi la durée de cette seconde phase est-elle plus grande que celle du premier groupe. Tandis que huit jours ont suffi pour la sortie des deux premières dents, il va falloir trois semaines ou même un mois pour l'éruption des dents du second groupe. Ce sont les deux incisives médianes qui sortent les premières, puis apparaissent les deux incisives latérales supérieures. Le travail de cette éruption a duré plus longtemps, mais aussi le temps de repos sera plus long, et il se passera de six semaines à trois mois sans que l'enfant fasse de nouvelles dents.

Troisième groupe. — Après ce repos, s'accomplit la troisième éruption qui comprend six dents : quatre molaires et les deux incisives latérales inférieures. Ce sont les molaires qui apparaissent ordinairement les premières, et par exception, ce sont les molaires de la mâchoire supérieure qui le plus souvent sortent les premières. Puis ce sont les incisives qui se montrent, et elles sont suivies dans leur apparition par les deux premières molaires inférieures. Le temps d'arrêt qui suit est assez long ; il dure ordinairement trois ou quatre mois.

Quatrième groupe. — Alors seulement sortent les dents canines, au nombre de quatre, deux pour chaque mâchoire. Et, ici encore, la règle générale souffre une exception, car tantôt c'est une canine supérieure qui se montre la première, tantôt, il est vrai, les choses se passent normalement, et c'est bien une canine de la mâchoire inférieure qui sort d'abord. Puis les autres canines apparaissent successivement, et la quatrième éruption est terminée dans l'espace d'un mois ou six semaines. Le temps d'arrêt est d'environ six mois.

Cinquième groupe. — Enfin apparaissent les secondes molaires, au nombre de quatre, deux pour chaque mâchoire, et quand elles sont sorties, la première dentition est terminée. Le travail de la dentition semble s'arrêter pendant un temps assez long, jusqu'à l'époque où les premières dents tomberont pour être remplacées par les dents permanentes, phénomène qui arrive lorsque l'enfant a atteint sa sixième ou sa septième année. Nous avons dit que le travail de la dentition semble s'être arrêté ; c'est qu'en réalité, il continue à se faire. Car les germes des dents permanentes existent déjà et il y a là comme une nouvelle et longue période d'incubation pendant laquelle les dents de la seconde dentition se forment et se développent et qui dure jusqu'au moment de l'éruption de celles-ci.

Trousseau a beaucoup insisté sur les temps de repos qui suivent chaque éruption, et nous verrons plus tard de quelle importance est la connaissance de ces temps d'arrêt qui se succèdent dans l'ordre suivant :

Premier temps d'arrêt. — Entre l'éruption du premier groupe et celle du second. Sa durée est d'environ *six semaines.*

Second temps d'arrêt. — Entre l'éruption du second groupe et celle du troisième. Sa durée varie de *six semaines à trois mois.*

Troisième temps d'arrêt. — Entre l'éruption du troisième groupe et celle du quatrième. Sa durée est de *trois ou quatre mois.*

Quatrième temps d'arrêt. — Entre l'éruption du quatrième groupe et celle du cinquième. Sa durée est d'environ *six mois.*

Nous venons d'étudier l'ordre suivant lequel la sortie des premières dents s'effectue ; mais il importe aussi de savoir à quelle époque de la vie de l'enfant les dents apparaissent :

1° D'après Trousseau, c'est ordinairement *entre le*

septième et le huitième mois que l'enfant fait ses *premières dents*, les premières incisives.

2° Les dents du *second groupe*, c'est-à-dire les incisives supérieures médianes et latérales ne sortent guère avant le *dixième mois ou un an.*

3° Les premières molaires et les incisives latérales inférieures apparaissent du *quatorzième au seizième mois.*

4° Les quatre dents canines sortent, en général, du *vingtième au vingt-deuxième mois.*

5° Enfin, les dernières dents molaires font leur éruption du *trentième au trente-sixième mois.*

Telles sont les lois suivant lesquelles se fait, en général, la première dentition ; mais chaque éruption s'accompagne de phénomènes physiologiques qui sont une conséquence nécessaire de l'acte qui s'accomplit et ne reconnaissent pour cause aucune autre influence matérielle. Ces phénomènes, pour ne pas nécessiter l'intervention du médecin, n'en doivent pas moins être connus du praticien, afin qu'il lui soit possible, à l'occasion, de distinguer un fait naturel d'un phénomène morbide. Nous allons donc étudier maintenant les différentes manifestations qui accompagnent normalement l'éruption dentaire.

PHÉNOMÈNES PHYSIOLOGIQUES DE L'ÉRUPTION DENTAIRE.

L'accroissement de la dent devient la cause d'un double phénomène. Il y a, en effet, comme le prétend Harvis, deux périodes dans l'éruption des dents : dans la première, les deux tables de l'os s'écartent pour former les parois de l'alvéole ; dans la seconde, la dent traverse la gencive. A l'une, correspond le simple épaississement de l'arcade alvéolaire ; à l'autre, correspondent le gonflement, la chaleur et un amincissement graduel de la gencive. La plupart des auteurs admettent que la pression lente et continue de la dent sur les tissus qu'elle doit traverser, favorise l'absorption graduelle de ceux-ci, et que c'est par ce mécanisme que se fait la sortie de la dent. Toutefois, M. Delabarre (1) prétend que les dents ne percent pas les gencives avec effort. D'après lui, il se formerait, entre les dents et les gencives, un petit corps fongiforme en grande partie composé de vaisseaux, lesquels détruiraient et absorberaient graduellement tous les obstacles à la sortie de la dent.

Quoi qu'il en soit du mécanisme par lequel s'effectue la sortie des dents, voici les phénomènes que l'on observe au moment où se fait le travail de l'éruption.

La muqueuse gingivale se soulève, se tuméfie et devient le siége d'une rougeur plus ou moins considérable, soit généralisée, soit limitée au point où doit sortir la dent. A cette époque, celle-ci est encore séparée de l'extérieur, non pas par une membrane mince, comme on le croit généralement, mais par la muqueuse gingivale qui, devenue le siége d'un gonflement fluxionnaire ou inflammatoire, a acquis une épaisseur de 2 ou 3 millimètres. C'est là une remarque de Trousseau, et il est facile de s'assurer que le relief gingival n'est pas formé par la couronne de la dent ; on peut enfoncer une aiguille perpendiculairement à l'axe de la dent et lui faire traverser la gencive de part en part, et cela dans une épaisseur de deux, trois et quelquefois

(1) Gazette des hôpitaux, 1855, p. 103.

même quatre millimètres. Le rebord alvéolaire est alors large et épais; une pression un peu forte fait souffrir le petit malade.

Ces phénomènes locaux, que l'on observe du côté des gencives, s'accompagnent de quelques symptômes qui se produisent les premiers et annoncent le travail qui s'effectue dans la bouche. Les enfants éprouvent une démangeaison qui les incommode et leur fait sans cesse porter les doigts à leur bouche. Ils s'emparent des objets qui peuvent leur tomber sous les mains et les mâchonnent avec satisfaction. C'est ce qu'on appelle le *prurit de dentition.*

Sous l'influence de l'inflammation légère qui se produit dans la bouche, on observe une excitation plus grande des glandes salivaires, d'où résulte une salivation plus abondante. Ce *ptyalisme* s'observe quelque temps avant les phénomènes locaux de l'éruption dentaire. C'est, en effet, vers le troisième ou le quatrième mois de la vie que commence ordinairement cette salivation. Le ptyalisme, loin d'être un accident de la dentition, doit être considéré comme un phénomène physiologique favorable au travail de l'éruption. Cette influence favorable s'explique par le ramollissement des gencives, que le contact de la salive contribue à produire. Ce qui prouve d'ailleurs incontestablement l'heureuse influence d'un ptyalisme modéré, c'est que souvent on a eu l'occasion de remarquer une augmentation de douleur coïncidant avec la cessation de la salivation. Dans ce cas, on a vu quelquefois les ganglions sous-maxillaires s'engorger.

En même temps, le caractère des enfants change; ils deviennent tristes et ne rient plus; ils pleurent et crient sans motifs apparents. Ils deviennent indifférents à tout, et s'ils manifestent une certaine impatience pour avoir le sein de leur nourrice, c'est pour l'abandonner presque immédiatement après l'avoir pris. Leur sommeil est agité et souvent interrompu. La figure de l'enfant exprime la souffrance. Tous ces symptômes s'accompagnent d'un léger mouvement fébrile qui se traduit par un peu de chaleur et une légère moiteur de la peau. Ces phénomènes s'observent pendant toute la durée du travail de l'éruption avec des rémissions et des paroxysmes, et puis apparaît sur le bord gingival un point blanchâtre : c'est la dent qui est enfin sortie et dont on voit une portion de la couronne.

Tels sont les phénomènes physiologiques qui accompagnent normalement la dentition ; aussi ne doivent-ils donner aucune inquiétude, encore qu'ils peuvent manquer quelquefois. Il est des enfants, en effet, qui font leurs dents sans éprouver la plus petite incommodité et chez lesquels on n'est averti du travail de la dentition que par la présence des dents. Le plus ordinairement pourtant le travail de l'éruption s'accompagne des symptômes que nous venons de décrire ; mais tant qu'ils conservent les caractères de l'acte physiologique, ils ne réclament que les soins les plus simples.

CHAPITRE III.

DE LA DENTITION ANORMALE OU IRRÉGULIÈRE.

Nous avons étudié les phénomènes réguliers de l'éruption dentaire; mais si les choses se passent généralement ainsi que nous l'avons dit, il n'en est pas moins vrai que les lois générales que nous avons admises souffrent des exceptions dont nous avons d'ailleurs déjà signalé quelques-unes en passant. Ces exceptions constituent des anomalies qui intéressent peu le médecin, tant qu'elles ne s'accompagnent pas de phénomènes pathologiques. Aussi n'aurons-nous que peu de chose à dire sur la dentition irrégulière. Toutefois, il est des indications qui pour regarder plutôt l'art du dentiste que celui du médecin, ne doivent pas être ignorées du praticien, dont l'intervention peut être réclamée dans certains cas. Aussi ne manquerons-nous pas de les mentionner, dans le cours de l'étude sommaire que nous allons faire des anomalies que peut présenter le travail de la dentition.

Les anomalies peuvent porter sur l'époque de l'apparition des dents; cette apparition peut être prématurée ou tardive.

L'apparition des premières dents est prématurée quand elle a lieu avant le sixième ou le septième mois. Nous avons vu, en effet, que c'est vers cette époque que s'accomplit, en général, l'éruption des dents du premier groupe. On a vu des enfants qui avaient des incisives à l'âge d'un mois ou six semaines; d'autres sont venus au monde avec une ou plusieurs dents, et parmi les exemples célèbres dans la science citerons-nous ici, avec tous les auteurs, Richard III, roi d'Angleterre, Mazarin, Louis XIV, venu au monde avec deux incisives supérieures, et Mirabeau qui présentait à sa naissance deux grosses molaires. M. le professeur Sappey a observé une petite fille de trois mois ayant déjà deux incisives moyennes et une incisive latérale droite à la mâchoire inférieure.

L'éruption des premières dents est tardive lorsqu'elle ne se fait qu'après le huitième ou le neuvième mois. On voit des enfants qui arrivent à l'âge de deux ans et demi ou trois ans sans avoir le nombre complet des dents de lait.

D'autres fois l'anomalie peut porter sur le nombre des dents.

On a cité des cas dans lesquels il y avait absence complète des dents; mais ces cas sont fort rares, et le plus ordinairement l'anomalie par défaut consiste en l'absence d'une ou plusieurs dents. Les anomalies par excès sont les plus communes; il n'est pas rare, en effet, de voir des enfants présenter des dents dites *surnuméraires*. Celles-ci sont placées tantôt dans le rang, tantôt hors du rang de l'arcade dentaire. On pourrait les confondre avec des dents permanentes dont l'apparition serait prématurée. Mais ces dents surnuméraires ont en général des caractères qui permettent de les distinguer des dents permanentes; elles sont ordinairement petites, et leur position est le plus souvent vicieuse.

Les dents peuvent présenter une direction anormale.

Toutes les dents de la mâchoire supérieure sont dirigées en dehors et en bas ; à la mâchoire inférieure toutes les dents n'ont pas la même direction. Les incisives, les canines et les petites molaires sont dirigées verticalement, mais les grosses molaires sont inclinées en dedans. Quand il y a déviation dans la direction des dents, tantôt elles sont implantées très-obliquement, tantôt elles sont tournées de manière à offrir un de leurs bords en avant. Il n'est pas rare d'observer de ces déviations, ce qui tient à ce que l'arcade dentaire n'offre pas une étendue suffisante pour que toutes les dents puissent s'y placer à l'aise. Quelquefois, pourtant, la mauvaise direction de la dent ne reconnaît pas pour cause un défaut de place. Dans le premier cas il faut parfois enlever les dents les plus déviées pour faire place aux autres ; dans le second cas il suffit d'opérer le redressement de la dent par le moyen d'une pression lente, mais continue, telle que celle qu'on obtient à l'aide d'un simple fil. Tous les jours, dit M. le professeur Richet, à qui nous empruntons ce passage, on a l'occasion de voir combien ces moyens, si simples en apparence, sont cependant efficaces (1).

Quelquefois il y a anomalie par hétérotopie, c'est-à-dire que les dents peuvent apparaître ailleurs que sur les bords alvéolaires, ou bien occuper sur ces bords une place qui ne leur appartient pas d'ordinaire.

D'autres fois il y a synostose, c'est-à-dire que les dents, ordinairement isolées, peuvent être accolées l'une à l'autre soit par leur racine, soit par leur couronne, ou par ces deux portions à la fois. Dans ce cas leur ivoire est confondu, et une couche commune d'é-

(1) Traité d'anatomie chirurgicale, p. 449.

mail et de cément la recouvre. C'est là d'ailleurs un phénomène dont il n'y a pas lieu de s'occuper, puisque les dents sont destinées à tomber.

Enfin, nous avons vu que les anomalies peuvent porter sur l'ordre suivant lequel les dents apparaissent d'ordinaire. Nous avons étudié ces anomalies quand nous avons étudié les phénomènes normaux de l'éruption ; nous n'y reviendrons pas.

Telles sont les différentes variétés de la dentition anormale ou irrégulière. Comme on le voit, ces anomalies sont en quelque sorte du domaine de l'anatomie et de la physiologie; aussi ne nous y arrêterons-nous pas plus longtemps.

CHAPITRE IV.

DE LA DENTITION DIFFICILE OU LABORIEUSE.

La dentition devient laborieuse toutes les fois que ses phénomènes sont déviés de leurs caractères naturels. sans cependant que ces déviations constituent des accidents assez sérieux pour être considérés comme de véritables complications. Les phénomènes physiologiques sont seulement exagérés, et le travail de la dentition se fait plus péniblement.

Il est deux conditions qui rendent la dentition difficile et laborieuse : l'une consiste dans l'exagération de la douleur, l'autre, dans une exagération du travail fluxionnaire dont les gencives sont le siége au moment de l'éruption. Ces deux états peuvent exister isolés ou réunis, mais tant qu'ils sont bornés à une simple exagération des symptômes habituels, ils ne peuvent, en vérité, être considérés comme de véritables complications, aussi les étudions-nous dans un chapitre spécial.

Quand nous nous sommes occupé des phénomènes physiologiques de l'éruption dentaire, nous avons vu qu'il existe un peu de douleur qui se traduit par une simple démangeaison plus ou moins forte. C'est là la manifestation la plus simplede la douleur. Mais ce symptôme peut acquérir toute l'intensité d'une véritable névralgie dentaire, tout à fait analogue aux odontalgies qu'on observe à d'autres époques de la vie. Il peut exis ter alors une véritable *rage de dents*. Les enfants portent sans cesse leurs doigts dans leur bouche; ils pleurent à chaque instant et poussent parfois des cris épouvantables pendant cinq à six minutes. Parfois le petit malade ouvre la bouche, ses lèvres demeurent écartées et il porte souvent ses doigts sur les gencives comme s'il voulait indiquer le siége de sa souffrance. Le caractère de l'enfant devient plus irritable. Si la douleur, un moment calmée, lui permet de s'endormir, son sommeil est fort agité ou souvent interrompu brusquement par la douleur qui se fait de nouveau sentir. Tels sont les premiers symptômes par lesquels se traduit une dentition laborieuse et qui attirent l'attention de ceux qui entourent l'enfant.

Si l'on examine alors la cavité buccale, examen auquel les enfants ne se prêtent pas d'ailleurs volontiers et qu'ils semblent redouter, on peut n'observer parfois aucun symptôme local auquel il soit possible de rattacher la douleur violente qui fait souffrir le petit malade. Il faut bien admettre alors que cette douleur est purement névralgique. D'autres fois, on trouve que les gencives sont le siége d'une irritation sanguine ou inflammatoire plus ou moins intense. La muqueuse gingivale chaude, rouge, tuméfiée, fait une saillie assez considérable sur le bord libre de la mâchoire. Dans ce cas, la douleur semble liée à cet état pathologique local.

Étiologie. — Les causes de la dentition laborieuse peuvent être distinguées en causes générales et en causes locales.

Les causes générales sont celles qui tiennent à l'individu; ce sont des conditions organiques et constitutionnelles qui prédisposent les enfants à une dentition difficile en leur donnant une plus grande susceptibilité à la douleur ou à l'irritation inflammatoire. Il est évident qu'un tempérament nerveux prédispose à la douleur purement névralgique. D'autres fois, il y a une certaine prépondérance du système sanguin, et alors le travail odontogénésique peut devenir l'occasion de l'exagération du travail inflammatoire que l'on observe sur les gencives.

On a prétendu que les enfants débiles, ceux qui ont une constitution scrofuleuse ou rachitique sont plus sujets aux accidents de la dentition que les autres; mais ce qui prouve le peu de certitude que l'on peut avoir sur la réalité de ces influences, c'est que d'autres auteurs ont, au contraire, avancé que les enfants forts et pléthoriques étaient le plus prédisposés aux mêmes accidents. Il semble y avoir là une contradiction formelle; pourtant peut-être n'est-elle qu'apparente? Cette opposition dans les opinions ne peut-elle pas s'expliquer jusqu'à un certain point? Chez les enfants débiles, les accidents devront reconnaître pour cause une trop grande susceptibilité du système nerveux; chez les sujets pléthoriques, au contraire, les accidents pourront être dus à une exagération de l'activité du système sanguin.

Les mauvais soins, les mauvaises conditions hygiéniques doivent évidemment avoir leur part dans l'étiologie des accidents qui nous occupent en ce moment.

On a encore mentionné les conditions physiques et morales dans lesquelles se trouve la nourrice, comme ayant une influence sur le travail de la dentition.

Les causes locales sont celles qui se rattachent plus

directement à l'appareil dentaire ou qui tiennent au mode suivant lequel s'effectue l'éruption.

Parmi ces causes, il en est une que l'on admet généralement, c'est la résistance qu'oppose la gencive à la sortie de la dent. Trousseau n'admet pas cette résistance de la gencive, et, pour lui, la dent n'exerce pas une pression considérable sur les parties qu'elle doit traverser (1). Delabarre (2) appuie l'opinion de Trousseau sur des considérations qui nous semblent mériter l'attention. Cet auteur n'admet pas que les dents percent les gencives avec effort, et voici ses raisons : 1° Les dents ne soulèvent pas toutes la gencive ; 2° s'il y avait un pareil traumatisme, tous les enfants souffriraient. Nous avons vu, d'ailleurs, quel serait, d'après Delabarre, le mécanisme par lequel s'opérerait la sortie de la dent.

Quoi qu'il en soit de la réalité de l'influence de cette cause, il n'en est pas moins vrai que souvent tous les accidents de la dentition disparaissent dès que la gencive a été traversée par la dent.

Le resserrement des parois alvéolaires peut rendre l'éruption dentaire plus difficile. Nous avons vu, en effet, que, par suite de son développement, la dent, avant de traverser la gencive, doit écarter les parois de l'alvéole. On comprend aisément que, si le premier temps du travail ne se fait pas du tout ou se fait difficilement, la dent aura plus de peine à sortir, et dès lors l'éruption sera plus laborieuse. Quelquefois l'alvéole qui présente une ouverture du côté qui regarde la gencive, se trouve fermée par une lamelle

(1) Gazette des hôpitaux, 1844, n° 28.
(2) Gazette des hôpitaux, 1855, p. 103.

osseuse qui constitue, comme on le comprend, un grand obstacle à la sortie de la dent. C'est là un fait très-rare, il est vrai; Hufeland pourtant en a signalé quelques cas.

Il est une condition toute physiologique qui peut elle-même devenir la cause d'une dentition laborieuse. Nous savons que les dents canines naissent après les premières molaires et les incisives latérales inférieures et supérieures. Or les canines se trouvent placées sur l'arcade dentaire entre les premières molaires et les incisives. Ces dents trouvent donc à leur sortie la place qui leur est destinée un peu rétrécie par les dents qui doivent les environner et qui ont paru avant elles. On comprend donc que cette condition toute physiologique peut, ainsi que nous l'avons dit, devenir la cause d'une dentition laborieuse, si l'espace laissé aux canines se trouve trop rétréci.

Enfin, il est encore une cause qui tient à un défaut de rapport entre le développement normal des maxillaires et le développement des dents. Il est facile de comprendre comment la lenteur du dévoloppement des maxillaires, coïncidant avec une éruption prématurée ou même normale des dents, peut rendre la dentition difficile. Alors, en effet, les dents ne peuvent se loger aisément sur le bord des mâchoires trop court ou trop étroit.

Pronostic. — La douleur, telle que nous venons de la considérer, c'est-à-dire constituant une véritable névralgie ou bien se rattachant à un certain degré d'inflammation de la muqueuse gingivale, ne doit pas être regardée à elle seule comme un état pathologique grave. Toutefois le pronostic doit être réservé, car, quand elle existe, la douleur peut devenir la cause d'accidents plus sérieux et qui sont alors de véritables complications. C'est ainsi que les convulsions, cet accident si redouté, reconnaissent très-souvent pour cause une douleur exagérée. L'exagération de l'inflammation gingivale peut, elle aussi, devenir le point de départ d'accidents que l'on observe quelquefois, et que nous décrivons au chapitre des complications. Ce sont des stomatites aphtheuses, le coryza, la bronchite de dentition. Ces considérations montrent bien que la douleur mérite toute l'attention du médecin, puisqu'elle joue un si grand rôle dans la pathogénie de la dentition.

Au sujet que nous traitons actuellement, se rattache une question d'un grand intérêt, et sur laquelle il importe que le praticien soit bien renseigné.

Quelles sont les dents qui ont le plus de peine à sortir et par conséquent celles qui donnent le plus souvent lieu à une dentition laborieuse?

D'après Trousseau (1), dont l'opinion est toujours fondée sur l'observation des faits, le premier groupe est celui dont l'éruption se fait le plus aisément. Il n'y a rien qui doive étonner si l'on se rappelle que ce groupe ne comprend que deux dents et que la durée du travail de l'éruption dépasse rarement huit jours.

L'éruption du second groupe ne donne presque jamais lieu à des accidents.

Le troisième groupe se compose de quatre dents molaires et de deux incisives qui mettent de six semaines à deux mois pour sortir. Cette évolution est longue et

(1) Gazette des hôpitaux, 1851, p. 362.

difficile. L'éruption de ce groupe est souvent accompagnée d'accidents; mais, s'il faut en voir la cause dans le nombre et la grosseur des dents qui rendent le travail plus long, il faut bien se rappeler aussi qu'à cette époque les enfants sont généralement sevrés, bien qu'à tort, et leur tube digestif, irrité chaque jour par une alimentation indigeste ou peu appropriée à l'état des organes, devient très-apte à devenir malade. Aussi voit-on survenir des diarrhées et de véritables entérites.

Mais les dents les plus difficiles à sortir et par cela même les plus douloureuses et les plus périlleuses sont celles du quatrième groupe. Nous avons vu ce qui rend l'éruption des canines plus difficile, quand nous avons étudié les causes de la dentition laborieuse.

Le cinquième et dernier groupe s'établit sans danger.

Nous voyons que la gravité du pronostic va en croissant du premier groupe jusqu'au quatrième, et que l'éruption du cinquième groupe ne doit pas inspirer d'inquiétude. Si nous recherchons la cause de cette absence de danger à l'époque de la dernière éruption, nous la trouvons facilement dans le progrès même du développement de l'enfant. Le petit être est arrivé à l'âge de deux ans et demi ou trois ans; il a acquis une force de résistance plus grande à toutes les causes de maladie; ses organes digestifs, en particulier, se sont graduellement habitués à une nourriture de plus en plus substantielle et n'ont plus la même susceptibilité aux inflammations pathologiques.

Traitement. — Nous venons de voir le rôle important que jouent les phénomènes de la dentition laborieuse dans la production des accidents plus sérieux qui compliquent parfois cet acte. C'en est assez pour faire comprendre combien l'intervention du médecin est ici nécessaire, non pas tant, peut-être, pour combattre d'une façon très-active les accidents qui s'observent alors que pour en prévenir de plus graves. C'est que la médecine bien entendue ne consiste pas seulement, comme on le croit généralement, à guérir, mais encore à prévenir les malades. C'est là une vérité trop méconnue ; de combien de maux pourtant l'humanité ne serait-elle pas préservée, si l'on était bien convaincu de l'importance de ce rôle du médecin dont la tâche serait aussi rendue moins difficile, car il est toujours plus facile de prévenir que de guérir.

L'indication du traitement consiste donc à combattre la douleur si elle est purement névralgique, ou bien les phénomènes inflammatoires auxquels elle se rattache quand ils existent.

La résistance des gencives et le resserrement des alvéoles étant généralement admis comme les causes les plus ordinaires de la dentition laborieuse, c'est pour remédier à ces conditions pathogéniques que l'usage des hochets a été recommandé à l'époque de la dentition. Ces hochets sont tantôt faits d'une substance dure et résistante comme l'or, l'os, l'ivoire ou le verre ; tantôt ils sont remplacés par des objets moins durs, tels que des racines de guimauve, des figues sèches ou des croûtes de pain. Est-il indifférent de donner aux enfants des hochets durs ou des hochets peu résistants ? D'après Guersant (1), les hochets faits de substance dure peuvent être utiles du quatrième au septième mois,

(1) Dictionnaire en 30 volumes, t. X, p. 136.

alors que la dent n'est pas encore très-près de sortir; ils peuvent alors contribuer à faciliter l'écartement des deux lames des alvéoles. Mais, quand les gencives sont tuméfiées et présentent un certain degré d'inflammation, ces hochets peuvent déterminer une irritation qui ne sert qu'à entretenir le travail fluxionnaire ou à l'exagérer. C'est alors que les racines de guimauve, les figues, les croûtes de pain doivent être préférées. Ces substances mucilagineuses ramollissent les gencives, et peuvent, jusqu'à un certain point, contribuer à calmer l'inflammation.

Quel que soit le mode d'action des hochets, leur emploi n'est pas sans utilité, et, d'ailleurs, ne semble-t-il pas avoir été indiqué à l'homme par la nature elle-même! Ne voit-on pas les jeunes animaux et l'enfant lui-même, saisir instinctivement les objets dont ils peuvent s'emparer pour les mâchonner? Et, si nous devons suivre en tous points les leçons que nous donne la nature, c'est aux hochets peu durs qu'il faut donner la préférence. « On ne voit point, en effet, ainsi que le fait remarquer l'auteur de l'*Émile*, les jeunes chiens exercer leurs dents naissantes sur des cailloux, sur du fer, sur des os; mais sur du bois, du cuir, des chiffons, matières molles qui cèdent et où la dent s'imprime. »

Si la douleur est exagérée, il faut avoir recours à une médication qui s'adresse plus spécialement à l'élément nerveux. C'est alors que des bains tièdes peuvent convenir. On administrera aussi avec avantage des préparations de valériane, de musc et d'oxyde de zinc.

Si la douleur se lie à un état inflammatoire très-considérable, on peut faire, derrière les oreilles, des frictions avec un mélange d'extrait de belladone et de baume tranquille; appliquer des cataplasmes ou entourer les parties avec de la ouate. On peut aussi faire appliquer quelques sangsues vers l'angle des mâchoires. Enfin, si la gencive est fortement enflée et que la dent soit sur le point de sortir, on peut presser fortement sur la gencive; la dent la coupe et la douleur se calme. Tels sont les conseils que donne Trousseau en pareille occurrence, et le dernier moyen qu'il indique, à savoir : la pression exercée sur la gencive pour faciliter la sortie de la dent, nous amène à parler d'un moyen auquel on a recours quelquefois, nous voulons parler de l'incision des gencives.

S'il peut être utile de faciliter la sortie de la dent en exerçant une pression assez forte pour que la gencive soit coupée, il semble que l'incision soit une bonne opération pour arriver au même résultat, alors qu'une simple pression exercée avec les doigts n'a pu suffire. Telle n'est pourtant pas l'opinion de tous les auteurs, et Trousseau lui-même qui recommande le premier moyen, rejette le second comme inutile le plus souvent, et comme pouvant parfois rendre l'éruption de la dent plus difficile. Voici, d'ailleurs, la raison qu'il en donne (1) : « L'incision faite avec le bistouri, forme une plaie qui ne met pas à nu la couronne de la dent; cette plaie est linéaire; ses bords ne s'écartent pas et se réunissent d'ordinaire, après quelques heures, par première intention. Cette réunion se fait par un tissu cicatriciel que la dent traversera plus difficilement que le tissu normal. » On comprend facilement que l'inconvé-

(1) Gazette des hôpitaux, 1844, n° 28.

nient des incisions, signalé par Trousseau, n'existe pas quand la gencive a été coupée par la dent elle-même; celle-ci reste alors au centre de la plaie qu'elle a faite, et l'empêche de se cicatriser.

Toutefois, d'autres auteurs, parmi lesquels il faut citer Ambroise Paré, Hunter, ont admis l'efficacité de l'incision, pour remédier à la résistance qu'oppose la gencive à la sortie de la dent. A l'appui de cette opinion, on a cité des cas où cette pratique a été suivie des plus heureux résultats. Il est un cas de Hunter, dans lequel un enfant sur le point d'expirer, revint à la vie après l'incision.

Richard (de Nancy) (1) rapporte un cas analogue; l'enfant était tombé dans un état de calme en apparence si parfait, que la mort même n'eût pas offert une immobilité plus complète, dit l'auteur, et rien ne pouvait tirer l'enfant de cet état. L'incision des gencives, pratiquée en cette circonstance, fut suivie de la guérison.

A côté de ces observations si favorables à la pratique des incisions, nous en trouvons une du Dr Nicol, rapportée par M. Bouchut (2), et dans laquelle des incisions pratiquées avec une lancette sur les gencives d'un jeune enfant de 4 mois, furent suivies d'une hémorrhagie mortelle. Toutefois, ainsi que le fait observer M. Bouchut, l'incision faite dans ce cas n'avait pas été pratiquée dans les conditions ordinaires, c'est-à-dire pour le gonflement d'une gencive distendue par une dent prête à sortir.

(1) Richard, de Nancy, p. 163. Traité des maladies des enfants.
(2) Bouchut. Traité des maladies des nouveau-nés, p. 458.

Quoi qu'il en soit, voici comment se pratique l'incision des gencives en pareil cas :

Il faut aussi avoir soin d'écarter les mâchoires et de les maintenir ainsi éloignées l'une de l'autre en interposant entre leurs bords un corps quelconque qui pourtant ne doit pas être trop dur. Un morceau de liége convient bien. Puis, après avoir écarté les lèvres, la langue, la joue, avec la main gauche, pour ne pas blesser ces organes, on fait à l'endroit où la dent fait saillie une incision simple ou cruciale qui doit comprendre toute l'épaisseur de la gencive qui recouvre la dent. C'est à l'incision ainsi faite que peuvent s'appliquer les inconvénients signalés par Trousseau, et Hunter dans un cas fut obligé de recourir jusqu'à dix fois à l'incision pour favoriser l'éruption d'une dent.

Reconnaissant le défaut de la simple incision, Boyer fut amené à modifier un peu le procédé opératoire. L'éminent chirurgien conseilla (1) non plus d'inciser simplement la gencive, mais de l'exciser. Voici en quoi consiste le procédé de l'excision.

Après avoir pris les mêmes précautions que dans le cas précédent, on fait une incision cruciale sur la gencive, puis soulevant, à l'aide d'une pince, chacun des quatre lambeaux ainsi formés, on le dissèque et on l'excise.

Après avoir pratiqué l'excision, il faut avoir soin d'explorer le bord alvéolaire avec le doigt, afin de s'assurer que la couronne de la dent est mise à nu ; dans cette exploration on peut aussi s'assurer que les bords alvéolaires sont suffisamment écartés. Dans le cas où ils

(1) Traité des maladies chirurgicales, t. VI, p. 357.

ne le seraient pas assez, il faudrait remédier à cet état de choses, en brisant une portion d'une des lamelles alvéolaires. Si la dent était recouverte par un opercule osseux, ainsi que cela s'est vu quelquefois, il faudrait briser cet obstacle à la sortie de la dent.

En présence de la divergence d'opinions des auteurs au sujet de cette pratique, nous nous rangeons à l'opinion de ceux qui assurent qu'on en tire parfois de grands avantages. N'agirait-elle qu'à la façon de simples scarifications, comme le dit Trousseau, l'incision n'en donne pas moins de bons résultats. Elle contribue à faire diminuer la tuméfaction des gencives, et peut arrêter l'inflammation. Toutefois nous donnons la préférence au procédé de Boyer, qui, selon nous, doit toujours être employé en pareille circonstance.

CHAPITRE V.

DES ACCIDENTS QUI PEUVENT COMPLIQUER LA PREMIÈRE DENTITION.

La plupart des auteurs distinguent les accidents de la dentition en locaux et en sympathiques.

Les accidents locaux sont ceux qui ont pour siége la muqueuse buccale, le périoste des maxillaires et les joues.

Les accidents sympathiques sont de nature réflexe. Ce sont des phénomènes convulsifs ou inflammatoires mais qui ont pour intermédiaire le système nerveux.

ACCIDENTS LOCAUX.

Aphthes. — Il peut arriver que l'inflammation bornée d'abord au bourrelet gingival s'étende aux parties voisines et gagne la muqueuse buccale. Il y a alors une véritable stomatite ; la muqueuse buccale présente une éruption aphtheuse. Les lèvres offrent des ulcérations qui se recouvrent de productions couenneuses. Ces accidents ne présentent d'ailleurs rien de particulier, et ne diffèrent en rien de ce qu'ils sont quand ils reconnaissent une autre cause que le travail de l'éruption dentaire.

Traitement. — Le traitement est celui qui convient aux aphthes, en général; il faut laver la bouche avec un liquide adoucissant et mucilagineux, puis toucher souvent la muqueuse buccale avec un pinceau imbibé d'une décoction de graine de lin.

Coryza. — L'inflammation de la muqueuse buccale peut envahir la muqueuse des fosses nasales, et alors on observe le coryza. Cet accident, qui le plus souvent n'offre pas de danger, peut, dans certains cas, acquérir une grande gravité, et même déterminer la mort. La muqueuse nasale est plus ou moins tuméfiée et fournit une sécrétion abondante. De plus, cette tuméfaction peut gêner la respiration ; dans ce cas, la face devient cyanosée. Cette gêne de la respiration se produit surtout au moment où l'enfant prend le sein, et alors elle est assez forte pour le forcer à l'abandonner chaque fois qu'il veut prendre sa nourriture. L'alimentation de l'enfant se trouve ainsi compromise, et il en résulte un étiolement progressif; parfois même la mort peut arriver par inanition.

Périostite alvéolo-dentaire. — *Abcès.* — *Gangrène de la bouche.* — *Nécrose.* — Nous réunissons dans un même paragraphe tous ces accidents parce que tous sont fort rares, bien qu'ils aient été mentionnés par les auteurs. L'inflammation du bourrelet gingival peut gagner le sac dentaire, la gencive, le périoste des maxillaires et les parties molles de la joue ; il peut alors se former des abcès et des eschares gangréneuses. Si l'inflammation gagne le périoste de l'une ou de l'autre mâchoire, il peut en résulter de la nécrose. Ces accidents peuvent arriver chez les individus faibles, scrofuleux, ou nés de parents tuberculeux. Mais, nous le répétons, ils sont excessivement rares et tout à fait exceptionnels.

Accidents généraux ou sympathiques. — Dans l'étude des accidents généraux, nous suivrons, avec la plupart des auteurs, la division indiquée par Dugès (1), et nous exposerons les accidents d'après l'ordre des appareils organiques qui en sont le siége. Nous étudierons donc successivement les troubles du système nerveux, les troubles des fonctions digestives, les troubles de l'appareil respiratoire, et les accidents qui se produisent vers l'appareil cutané.

Il est un phénomène qui ne peut rentrer dans le cadre que nous venons de tracer : nous voulons parler de la fièvre qu'on observe souvent, et qui se joint à la plupart des complications que nous allons passer en revue. Nous sommes donc forcé de l'étudier à part, et nous commencerons par là.

Fièvre. — Nous avons vu que le travail de la dentition peut s'accompagner d'un léger mouvement fébrile ; tant que la fièvre se borne à un peu de chaleur de la peau et à une légère moiteur du corps, le phénomène est tout physiologique ; mais elle peut acquérir un certain degré d'intensité et devenir alors un véritable état pathologique, qui peut exister seul ou accompagner quelque autre complication.

La fièvre débute sans frisson initial. On observe seulement une chaleur plus grande de la peau, l'injection de la face qui est rouge ; les yeux deviennent plus brillants et plus animés que d'ordinaire, mais quelquefois, au contraire, ils sont soporeux. L'appétit fait défaut ; l'enfant ne cherche pas le sein de sa nourrice. La soif

(1) Dictionnaire de médecine et de chirurgie pratiques, t. VI, 221.

est vive : l'enfant ne dort pas, ou bien son sommeil est agité ; d'autres fois, il tombe dans un état de somnolence prolongée. Tels sont les phénomènes qui constituent un véritable état fébrile pathologique. Cette fièvre est tantôt continue, tantôt erratique.

Etiologie. — La fièvre de dentition n'est pas toujours liée à des phénomènes inflammatoires ; elle peut exister alors que la dentition est seulement douloureuse ; elle est alors l'effet d'une réaction nerveuse. Souvent les deux causes se trouvent réunies, et il est alors difficile de décider à laquelle des deux influences est due la fièvre.

Traitement. — Quand la fièvre est trop intense, il faut chercher à la modérer par des boissons adoucissantes ou acidulées et aussi par de légers diurétiques.

TROUBLES DU SYSTÈME NERVEUX.

Convulsions. — La fièvre et la douleur, quand elles constituent des états pathologiques, deviennent à leur tour la cause de troubles nerveux. Ce sont l'insomnie, l'agitation, les réveils en sursauts, le changement dans le caractère de l'enfant. Mais ces troublessont légers et ne sont pas redoutés comme les convulsions qui sont toujours un accident grave. Pourtant, d'après Trousseau, « cet accident est beaucoup plus rare qu'on ne le dit ; l'éclampsie n'arrive pas chez la vingtième partie des enfants.

Lorsque les convulsions se produisent, elles peuvent affecter différentes formes. Le plus ordinairement ce sont des convulsions cloniques, c'est-à-dire qu'on observe des mouvements saccadés alternant avec un moment de repos; dans quelques cas, pourtant, on peut observer des convulsions toniques, c'est-à-dire qu'il y a des contractions musculaires permanentes. C'est alors du trismus que l'on observe généralement.

Parfois, les yeux sont convulsés; l'œil se cache sous la paupière supérieure ou bien il est soumis à des oscillations plus ou moins rapides. C'est une convulsion partielle qui frappe les muscles de l'œil. Quelquefois les muscles de la face participent à ces mouvements convulsifs; la bouche est déviée, la lèvre inférieure se cache sous la supérieure; toute la physionomie est grimaçante. Souvent les membres eux-mêmes sont pris de mouvements cloniques; ils deviennent raides par moments et se contournent; les doigts se recourbent dans la paume de la main.

Trousseau parle encore de convulsions internes. Voici ce qu'il en dit (1) : « Les nourrices disent que les enfants ont des convulsions internes; elles veulent dire que l'enfant a des convulsions que l'on ne voit pas, c'est-à-dire que la convulsion existe encore dans les muscles qui ne sont pas soumis à l'empire de la volonté. Elles reconnaissent la convulsion à ce que l'enfant n'a pas le regard aussi net qu'habituellement. Parfois il survient en même temps du hoquet, ce qui indique une contraction du diaphragme.

Etiologie. — Certaines conditions semblent prédisposer les enfants aux accidents convulsifs. Un tempérament nerveux, souvent héréditaire, une irritabilité

(1) Gazette des hôpitaux, 1848, n° 72.

nerveuse exagérée reconnaissant pour cause un affaiblissement de la constitution ou des maladies antérieures, ce sont là des conditions favorables à la manifestation des accidents nerveux, pour peu que la moindre cause occasionnelle se produise. Or, cette cause occasionnelle existe toujours; tantôt c'est la douleur, tantôt c'est l'inflammation.

Dans le premier cas, la douleur est accompagnée d'une vive excitation du système nerveux; il s'agit alors d'une véritable névrose qui se remarque surtout chez les enfants faibles, pâles et maigres. Dans le second cas, l'afflux sanguin, qui a lieu vers l'appareil dentaire, détermine une congestion de l'encéphale qui affecte de préférence les enfants forts, colorés et gras. Telle est l'opinion de Barrier (de Lyon) (1).

Mais il est une autre cause signalée par Trousseau et qui est de la plus grande importance. Cet auteur a observé que les convulsions se manifestent souvent à l'occasion des indigestions, et l'on sait combien celles-ci sont fréquentes chez les enfants, si l'on n'a pas le soin de surveiller attentivement leur régime.

D'après le même auteur, les convulsions s'observent davantage chez les enfants qui ont la diarrhée, que chez ceux qui sont habituellement constipés, contrairement à l'opinion de Sydenham, pour qui la constipation avait une grande influence sur la production des convulsions.

Pronostic. — Les convulsions sont toujours une complication grave du travail de la dentition; toutefois, il

(1) Traité pratique des maladies des enfants, 1861.

faut bien dire que la guérison dans ce cas est, en général, plus facile à obtenir que lorsque les convulsions se rattachent à quelque autre cause. Trousseau distingue, au point de vue du pronostic, les convulsions en initiales et en terminales; les premières sont celles qui se produisent au début d'une maladie, les autres sont celles qui surviennent dans le cours ou à la fin de celle-ci. Les convulsions initiales sont moins graves que les autres; le pronostic est le même quand il s'agit des convulsions qui se rattachent au travail de la dentition.

D'après Duclos (1), la différence de gravité des convulsions de la dentition se rattache à trois conditions bien distinctes : 1° la forme de l'éclampsie; 2° les points qu'elle affecte; 3° le moment où elle se produit. Pour ce qui est de cette dernière condition, nous avons dit quelle est l'opinion de Trousseau.

Quant à la forme, la plus grave est celle dans laquelle les convulsions sont continues; elles déterminent alors vers l'encéphale une congestion qui s'exagère par la continuité ou la longue durée d'un accès.

Pour ce qui est du siége des convulsions, celles qui affectent le diaphragme et les muscles de la glotte présentent le plus de gravité. Le pronostic peut être plus favorable quand les convulsions sont exclusivement bornées aux membres et quand elles présentent une forme intermittente.

Traitement. — La première indication est de faire cesser la douleur. On pourra, dans ce but, faire des

(1) Gazette des hôpitaux, 1848, p. 381.

frictions sur les gencives avec de l'extrait de belladone. L'emploi des antispasmodiques est indiqué; on peut administrer le camphre, le musc, l'éther, la valériane. Les bains entiers sont utiles. Enfin, si les convulsions paraissent tenir à la difficulté qu'éprouve la dent à sortir, il faut avoir recours à l'excision de la gencive.

Troubles des fonctions digestives.

Colite de dentition. — Parmi les troubles des fonctions digestives la diarrhée est celui que l'on observe le plus habituellement. Les recherches de Trousseau sur ce sujet sont les seules qui soient fondées sur l'étude exacte et comparée des faits. C'est donc aux idées de l'éminent professeur que nous nous attacherons.

Pendant l'éruption des dents, la plupart des enfants ont des selles glaireuses qui contiennent quelques petits grumeaux. Il y a là une véritable affection catarrhale de l'intestin, qui donne lieu aux évacuations dont il vient d'être question, et parfois on observe des selles ensanglantées avec coliques et rougeur à l'anus et aux fesses. C'est ce que l'on appelle la *colite de dentition.*

Diarrhée cholériforme de l'enfant. — Les accidents peuvent débuter par une diarrhée simple; mais parfois ils peuvent prendre un caractère plus grave et constituer ce qu'on appelle le choléra infantile de la dentition ou le choléra des enfants allaités. Dans ce cas, les selles deviennent de plus en plus granuleuses et présentent des parcelles de lait caillé; la couleur des selles est tantôt jaune, tantôt verte. Parfois l'enfant est pris subitement de vomissements verdâtres qui tachent le linge. Ces symptômes sont accompagnés ordinairement d'un mouvement fébrile très-intense. Le facies de l'enfant présente des changements notables et très-rapides; les yeux s'excavent. En deux heures la figure maigrit, la voix s'éteint subitement, les lèvres deviennent violacées; les pieds et les mains se refroidissent. Il y a là la plus grande analogie avec le choléra des adultes. Les vomissements deviennent de plus en plus fréquents. Les selles sont continuelles, et l'enfant peut succomber en vingt-quatre ou quarante-huit heures.

Etiologie. — Pour quelques auteurs, la diarrhée est le résultat d'une inflammation gastro-intestinale; d'autres ne la considèrent que comme l'exagération d'un flux séreux. Le plus souvent elle dépend d'une turgescence inflammatoire bornée à l'appareil gastro-intestinal; mais, quelquefois, son origine est spéciale et doit être rapprochée de celle des diarrhées par lésion de l'innervation.

La douleur qui résulte d'une dentition laborieuse a une grande importance comme élément pathogénique. Ne voit-on pas une émotion morale troubler complétement une digestion commencée, ou déterminer une diarrhée que dans ce cas on a coutume d'appeler diarrhée nerveuse? Or, pourquoi la douleur dentaire ne produirait-elle pas des effets analogues? Nous croyons être d'autant plus autorisé à admettre cette explication, dit Barrier, de Lyon, à qui nous empruntons ce passage (1), que nous avons plus d'une fois constaté sur nous-même qu'une odontalgie ordinaire peut détermi-

(1) Barrier. Loc. cit., t. I, p. 631.

ner presque brusquement, surtout au moment de son invasion, une supersécrétion intestinale.

Mais la cause la plus fréquente et la plus certaine est, sans contredit, le mauvais régime auquel est soumis l'enfant; une alimentation trop forte ou mal réglée devient la cause des troubles qu'on observe souvent du côté des voies digestives.

Enfin, la dentition n'étant qu'un des nombreux actes de développement dont l'appareil digestif est le siége, on conçoit très-bien que ceux qui se passent dans l'estomac et dans l'intestin peuvent, comme la dentition elle-même, s'exagérer jusqu'au degré qui constitue un état morbide.

Pronostic. — La diarrhée doit-elle être considérée comme un phénomène favorable ou comme un accident de la dentition? Telle est la question qui se présente actuellement à nous. L'opinion des auteurs est ici encore divisée. Sydenham, le premier, déclara que la diarrhée est amie de ceux qui font des dents, et qu'au contraire la constipation est la cause des accidents tels que les convulsions. Nous avons déjà vu ce qu'il faut penser de cette opinion, que l'autorité de Sydenham n'a pas peu contribué à faire admettre par le vulgaire. Se rangeant à l'opinion de Trousseau, la plupart des praticiens sont d'avis qu'il faut prévenir la diarrhée ou la combattre quand elle existe.

La diarrhée doit donc toujours arrêter l'attention du médecin. S'il est vrai que maintenue dans certaines limites elle peut avoir une heureuse influence en produisant une dérivation salutaire, le praticien n'en doit pas moins toujours surveiller la diarrhée, qui peut prendre un caractère plus sérieux et même devenir assez grave pour compromettre la vie de l'enfant. La colite est la forme la moins grave, mais la diarrhée cholériforme doit toujours être redoutée, puisque, comme nous l'avons dit, la mort peut, dans ce cas, survenir en moins de quarante-huit heures.

Traitement. — Tant qu'il n'y a qu'un léger cours du ventre on peut attendre, mais l'arme au bras, pour nous servir de l'expression de Trousseau. Si les selles deviennent sanglantes, il faut administrer l'ipécacuanha et le nitrate d'argent. Si la diarrhée persiste, il faut en arriver à un traitement plus efficace. Le traitement doit varier suivant l'âge des enfants. Voici les conseils que donne Trousseau à cette occasion :

Pour un enfant de quatre mois à un an on donne le tartrate double de soude et de potasse, à la dose de 5 à 6 grammes dans un peu de lait. Au-dessus d'un an la dose peut être portée à 8 grammes.

Il est un phénomène qui suit l'administration du médicament, et dont il est bon d'être averti pour ne pas s'en effrayer soi-même, et pour pouvoir rassurer ceux qui soignent l'enfant et qui pourraient en concevoir quelque crainte. Le jour de l'ingestion, le flux diarrhéique semble légèrement exagéré, mais on le voit diminuer le lendemain.

On peut encore avoir recours à l'ipéca. Entre six mois et deux ans la dose doit être de 30 à 40 centigrammes.

Dans les cas rebelles on peut administrer des lavements laudanisés, et faire prendre à l'intérieur une potion avec du nitrate d'argent et du laudanum :

Nitrate d'argent.........	1 centigramme.
Eau distillée............	30 grammes.
Sirop simple............	20 id.
Laudanum de Sydenham.	1 goutte.

Le traitement thérapeutique doit d'ailleurs s'étayer sur un régime sévère, et c'est là un des points les plus importants qu'il est essentiel de ne pas négliger, sous peine de voir échouer tout traitement. Les aliments ne doivent être donnés qu'en petite quantité, si l'enfant est sevré; il faut que sa nourriture se compose des aliments qu'il peut le mieux digérer. Si l'enfant n'est pas sevré, il ne doit recevoir d'autre aliment que le lait de sa nourrice.

Appareil cutané.

On observe parfois du côté de l'appareil cutané quelques productions morbides le plus souvent simplement érythémateuses, mais parfois aussi, exanthématiques ou eczémateuses.

Erythème de la dentition. — L'érythème constitue ce qu'on appelle les *feux de dents.* C'est une complication légère qui ne s'accompagne même pas de fièvre, le plus ordinairement. On observe seulement à la face une rougeur qui parfois affecte la forme de petites taches disséminées. Cette rougeur ne s'accompagne pas de douleur dans les points où elle existe.

L'érythème de la dentition, peu grave, ne demande qu'un traitement des plus simples qui consiste en bains de son, d'amidon; on peut aussi faire quelques lotions avec une faible solution de sulfate de zinc.

Parfois l'érythème peut être accompagné d'urticaire;

on observe alors outre les taches rouges de l'érythème, des élevures d'un rouge vif et qui déterminent de la démangeaison.

Eczéma de la dentition. — « Quelquefois, dit M. Rayer (1), ce n'est pas seulement un érythème qu'on observe, mais des vésicules et des croûtes d'eczéma. » L'eczéma de la dentition ne diffère d'ailleurs en rien de l'eczéma simplex dont il affecte le plus ordinairement la forme. On voit se former d'abord des vésicules qui se rompent bientôt et donnent issue à un liquide qui se concrète pour former des croûtes brunâtres.

Appareil respiratoire.

Rhume de la dentition. — La bronchite est une complication qu'on observe assez souvent chez les enfants en travail de dentition. On constate alors que le petit malade tousse, peu d'abord, et il n'existe pas encore de fièvre. Mais si l'inflammation bronchique augmente, la toux devient plus fréquente, la fièvre s'allume et il survient de l'oppression. Tous ces symptômes coïncident avec la présence d'un râle muqueux généralisé que l'on peut contater par l'auscultation.

Le rhume de la dentition peut se compliquer parfois d'une pneumonie lobulaire.

La bronchite simple est peu grave et cède le plus ordinairement aux moyens les plus simples usités en pareils cas. S'il y a complication de pneumonie, le traitement doit être plus énergique ; il faut alors avoir recours aux vésicatoires volants.

Enfin, on a parlé d'ophthalmie et de strabisme tenant

(1) Maladies de la peau, t. II, p. 49.

à la dentition. Richard, de Nancy, dit en avoir observé beaucoup à l'hôpital de la Charité (1). C'est surtout à l'époque de l'éruption des canines qu'on observe ces accidents, et c'est sans doute à cause de cela qu'on appelle vulgairement les dents canines d'en haut *dents de l'œil.*

Otite. — On observe encore des otites, et ce sont alors des otites externes. Si l'on cherche à se rendre compte de la relation qui existe entre l'apparition de ces conjonctivites, de ces otites, et l'évolution dentaire, l'anatomie peut nous éclairer. Les nerfs qui président à la sensibilité et à la nutrition des dents, de l'œil et de l'oreille n'ont-ils pas une origine commune, le nerf trijumeau? Le nerf maxillaire supérieure, branche du trijumeau, donne naissance : 1° à des rameaux dentaires qui pénètrent dans les conduits dentaires postérieurs et supérieurs; 2° à un rameau orbitaire qui fournit des filets nerveux à la glande lacrymale et à la conjonctive palpébrale. Les rameaux nerveux qui se distribuent à la peau du conduit auditif externe, et à la partie antérieure du pavillon sont les rameaux oriculaires du nerf temporal superficiel, branche du maxillaire inférieur, qui lui aussi naît du trijumeau. Ne peut-on s'expliquer ainsi comment l'irritation des rameaux dentaires peut se propager aux rameaux orbitaires et auriculaires, et donner lieu aux conjonctivites et aux otites qu'on observe alors.

DIAGNOSTIC DES ACCIDENTS DE LA PREMIÈRE DENTITION.

Il est toujours facile de diagnostiquer les phénomènes morbides qui s'observent pendant le travail de la den-

(1) Loc. cit., p. 159.

tition. L'inflammation du bourrelet gingival, la stomatite aphtheuse se traduisent par des symptômes toujours faciles à reconnaître. Là n'est donc pas la difficulté. Mais ici se présentent d'autres questions d'une grande importance. Et d'abord, les symptômes que l'on observe constituent-ils de véritables accidents, ou ne sont-ils qu'une exagération des phénomènes physiologiques? Il n'est pas indifférent de pouvoir se prononcer à ce sujet; car, dans le premier cas, une intervention active est nécessaire, tandis que dans le second cas, les soins les plus simples peuvent suffire. Or, il n'est pas toujours facile d'établir une limite précise entre le phénomène purement physiologique et son exagération pathologique. Toutefois, nous avons vu que les véritables accidents de la dentition sont accompagnés généralement de fièvre. Si donc les symptômes que l'on observe présentent un certain degré d'intensité et s'accompagnent d'une fièvre plus ou moins violente, on peut être certain qu'il ne s'agit plus d'un phénomène physiologique; on est en présence d'un véritable état pathologique. L'habitude d'ailleurs pourra servir de guide, et un observateur expérimenté distinguera facilement les faits qui sont du domaine de la physiologie, de ceux qui ressortent de la pathologie.

Mais là n'est pas la difficulté. Les accidents que l'on observe se rattachent-ils toujours au travail de la dentition, ou bien n'y a-t-il là qu'une simple coïncidence toute fortuite? Parmi les auteurs qui se sont occupés de la question, il en est qui ont rapporté à la dentition toutes les maladies qui se produisent à cette époque de la vie de l'enfant; époque qu'ils considèrent comme fort périlleuse, fondant d'ailleurs leur opinion sur des relevés statistiques. D'autres auteurs, au contraire, ne veulent reconnaître au travail de la dentition aucune influence fâcheuse et ne veulent voir dans la production des maladies à cette époque, qu'une simple coïncidence.

Ces deux opinions contradictoires sont évidemment exagérées l'une et l'autre. Car, s'il est vrai, d'une part, que la dentition est la cause de certains accidents, puisque ceux-ci n'apparaissent qu'au moment de l'éruption pour cesser immédiatement après, il faut bien reconnaître aussi que certains accidents qui souvent sont rapportés à la dentition peuvent en être tout à fait indépendants.

Il est plusieurs causes d'erreur que nous devons signaler ici d'après Andral. Cet auteur rappelle que le développement des centres nerveux se fait rapidement à la fin de la première année, et par conséquent coïncide avec le travail de la dentition. C'est ainsi qu'on peut s'expliquer pourquoi des accidents nerveux qui peuvent tenir au brusque développement des centres nerveux, sont souvent rapportés à l'éruption dentaire.

Nous savons que les accidents du tube digestif sont dus le plus souvent à un mauvais régime ou à un sevrage prématuré.

Quant aux affections des organes respiratoires, ne pourrait-on pas souvent accuser avec raison la coquetterie des mères, qui parfois exposent leurs enfants aux causes pathogéniques en leur faisant porter trop tôt des vêtements moins chauds mais plus élégants.

Telles sont les difficultés du diagnostic qu'il était important de signaler ici. « Toutefois, dit Valleix, si chez un enfant bien portant, on voit survenir quelques-uns des signes normaux de l'éruption des dents, et, si bientôt après apparaissent les symptômes indiqués plus haut, on ne saurait guère douter que l'éruption des dents n'en soit la cause. »

CHAPITRE VI.

HYGIÈNE DE LA PREMIÈRE DENTITION.

Nous l'avons déjà dit, il est plus facile de prévenir que de guérir les maladies. « Rechercher ce qui peut être nuisible, dit Michel Lévy (1), c'est passer en revue tous les foyers de l'étiologie morbide ; l'écarter, c'est rendre inutile l'intervention de la médecine. » Tel est le but de l'hygiène ; nous n'en dirons pas davantage pour prouver son utilité. C'est à l'hygiène qu'il appartient de nous éclairer sur les influences morbides et par suite, de nous renseigner sur ce que nous devons faire pour éviter ces causes de maladie. Si l'observation des règles de l'hygiène est utile à tous les âges de la vie, c'est dans l'enfance surtout qu'elle est nécessaire, alors que son organisation, en voie de développement progressif, rend l'enfant si susceptible à toutes les influences pathogéniques. A cet âge d'ailleurs, l'application de l'hygiène est aussi plus facile qu'à tout autre; l'enfant ne s'appartient pas; c'est à ceux qui le soignent qu'incombe le devoir de lui donner les soins que réclame son état, et de s'éclairer des conseils du médecin, bien pénétrés qu'ils doivent être de la responsabilité qui pèse sur eux.

Nous ne nous occuperons ici que de l'hygiène de la première dentition, et l'étude que nous avons faite des accidents qui s'observent à cette période de la vie de

(1) Traité d'hygiène, t. I, p. 19.

l'enfant et de l'étiologie, nous rendra facile l'exposition des préceptes hygiéniques que ne doit ignorer nul de ceux qui sont appelés à donner leurs soins aux enfants.

Les mauvaises conditions hygiéniques dans lesquelles se trouvent les enfants, leur préparent des dentitions difficiles, dit Michel Lévy, qu'il faut toujours citer quand il s'agit d'hygiène; ces mauvaises conditions sont une mauvaise nourriture, des vêtements peu convenables, le défaut des soins de propreté.

DU SEVRAGE.

L'alimentation tient une large place dans l'hygiène de la première dentition. C'est à cette question que se rattache celle du sevrage, opération toujours délicate par cela seul qu'elle se fait à une époque où l'enfant est le plus exposé à des accidents graves. C'est de cette question que nous allons nous occuper maintenant, en nous éclairant des conseils donnés par Trousseau, qui a vivement insisté sur les conditions dans lesquelles doit s'effectuer le sevrage.

Et d'abord, à quel âge convient-il de sevrer les enfants?

Jusqu'à six mois, au moins, le lait de la femme doit être l'unique aliment de l'enfant : la nécessité de ménager la mère peut seule autoriser, avant le sixième mois, l'emploi auxiliaire du lait des animaux et des bouillies. Puis l'enfant doit s'habituer graduellement à une nourriture plus substantielle; on commence par lui donner des bouillies faites avec la crème de riz ou de fécule de pomme de terre; pour varier, on pourra faire usage de l'arrow-root, qui est léger, ou de la farine de froment, qui est très-nutritive. Puis on passe au bouillon gras et enfin aux potages légers. L'enfant arrive à un an ; il a alors six dents, deux incisives inférieures et les quatre incisives supérieures. L'époque du sevrage paraît-être indiquée, et les parents y songent, d'autant mieux que l'éruption de ces premières dents ne s'accompagne généralement pas d'accidents. Mais le médecin doit-il permettre le sevrage alors que l'enfant n'a que six dents? Pour se prononcer à ce sujet, il suffit de se rappeler que les éruptions qui vont se faire dans la suite vont être de plus en plus douloureuses et périlleuses. C'est avec l'éruption des troisième et quatrième groupe que coïncident les accidents les plus sérieux, tels que l'entérite et les convulsions. De plus, nous avons vu que ces accidents se manifestent souvent à la suite d'indigestions qui reconnaissent elles-mêmes pour cause une alimentation prématurée, ordinairement disproportionnée avec les forces digestives. Il est un fait établi qu'il ne faut pas oublier, c'est que le lait, tout en étant le meilleur aliment pour l'enfant, est aussi le remède le plus efficace dans les maladies de la première enfance et surtout dans les affections abdominales.

Toutes ces considérations doivent donc faire rejeter le sevrage alors que l'enfant n'a que six dents, à moins que toutefois, ainsi que le dit Trousseau lui-même, il n'y ait indication formelle.

Quand la troisième éruption est terminée, l'enfant a douze dents; faut-il sevrer alors ou attendre que les canines soient sorties? Trousseau veut que la règle générale soit de ne sevrer les enfants qu'après la sortie des canines, et, pour lui, l'enfant doit téter jusqu'à ce qu'il ait seize dents. « Mais si le sevrage prématuré, dit Michel Lévy, livre l'enfant au péril d'une alimentation disproportionnée avec ses forces digestives, et le prive, en cas de maladie, des ressources qu'il trouve dans le sein de sa nourrice, n'est-il pas à craindre qu'un allaitement trop prolongé ne ralentisse les progrès du développement et des forces de l'enfant? » Nous ne croyons donc pas qu'il soit indispensable de prolonger l'allaitement aussi longtemps que le veut Trousseau, mais nous sommes d'avis qu'il ne faut jamais permettre le sevrage avant que l'enfant ait douze dents.

Tout ce que nous venons de dire montre assez que le premier précepte d'hygiène est d'éviter tout ce qui peut troubler les fonctions digestives de l'enfant. L'alimentation doit être l'objet d'une grande sollicitude de la part des personnes qui soignent les enfants. Elle doit être bien réglée et toujours être en rapport avec les facultés digestives des organes.

L'époque du sevrage est-elle indifférente eu égard aux phénomènes de la dentition?

En attirant l'attention sur les temps d'arrêt qui suivent chaque éruption, Trousseau a fait voir aussi toute l'importance de cette notion quand il s'agit du sevrage. Chaque éruption dentaire s'accompagne de troubles des fonctions digestives; il faut donc éviter de faire coïncider le travail de la première dentition avec le sevrage, qui pourrait augmenter les accidents ou les faire naître s'ils n'existaient pas. C'est donc pendant un temps de repos qu'il faut sevrer l'enfant, et si l'on est obligé de le faire prématurément, il faut profiter du long repos qui suit la sortie du deuxième groupe.

Nous ne ferons qu'indiquer comment doit s'effectuer le sevrage. On commence par diminuer l'allaitement et l'on donne à l'enfant des potages d'abord, plus tard et graduellement des aliments plus solides, des œufs, de la viande hachée. La boisson qui convient le mieux est de l'eau rougie légèrement sucrée.

Mais les accidents de la dentition ne reconnaissent pas toujours pour origine les troubles des fonctions digestives. Les accidents nerveux, qui se lient souvent à cet état, peuvent avoir pour cause la grande impressionnabilité du système nerveux chez les enfants. Il faut donc se garder d'exciter cette irritabilité; il faut éviter à l'enfant les chatouillements, les piqûres d'épingles, les pressions douloureuses. On peut ainsi prévenir parfois des accidents convulsifs. L'usage des bains tièdes est aussi efficace pour combattre cet éréthisme nerveux.

D'autres fois, les convulsions tiennent à un état congestif du cerveau; il faut donc éviter tout ce qui peut déterminer une hyperémie sanguine vers l'extrémité céphalique. Les vêtements ne devront pas être trop chauds; il ne faut couvrir le corps que modérément, moins encore la tête; il faut éviter avec soin toute cause de constriction du tronc et du cou; enfin, il faut entretenir la liberté du ventre. Le séjour dans un air confiné peut aussi devenir la cause d'accidents convulsifs; il est bon de faire sortir les enfants tous les jours, en toute saison.

Telles sont les principales règles hygiéniques qu'il était important de rappeler, et dont l'application pourra souvent mettre les enfants à l'abri des accidents auxquels ils sont si exposés à l'époque de la dentition.

Nous avons terminé l'étude de la première dentition telle que nous l'avons entendue. Nous n'avons pas la prétention de présenter un travail original; nous avons dû nous en rapporter à l'opinion des auteurs plus autorisés et plus compétents que nous-même, qui se sont occupés de la question avant nous. En choisissant ce sujet, que nous nous sommes efforcé de traiter du mieux qu'il nous a été possible, nous nous proposions de faire non pas tant une étude purement scientifique de la première dentition, qu'un travail présentant quelque intérêt pratique, et cela non-seulement pour le médecin, mais pour tous ceux que l'enfant intéresse. Tel était notre but, et nous nous estimerons heureux si nous ne sommes pas resté trop au-dessous de la tâche que nous nous étions imposée.

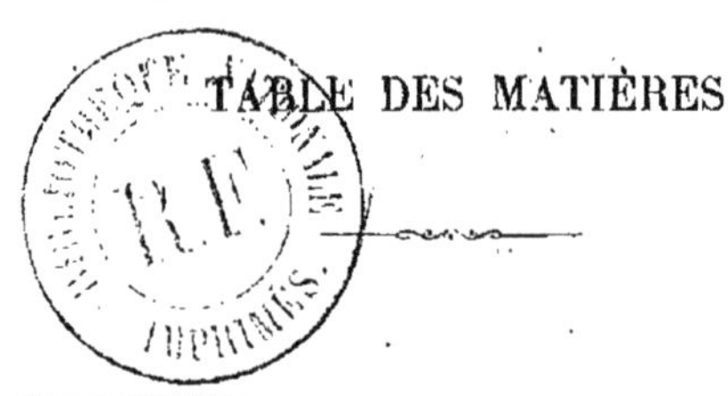

TABLE DES MATIÈRES.

A. Parent, imprimeur de la Faculté de Médecine, rue Mr-le-Prince, 31

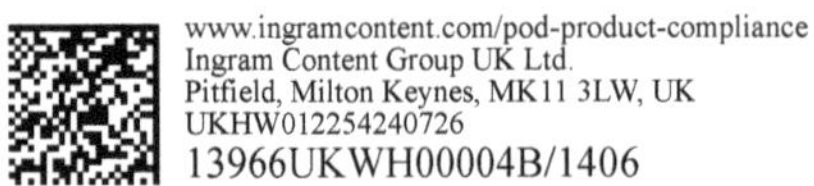
www.ingramcontent.com/pod-product-compliance
Ingram Content Group UK Ltd.
Pitfield, Milton Keynes, MK11 3LW, UK
UKHW012254240726
13966UKWH00004B/1406